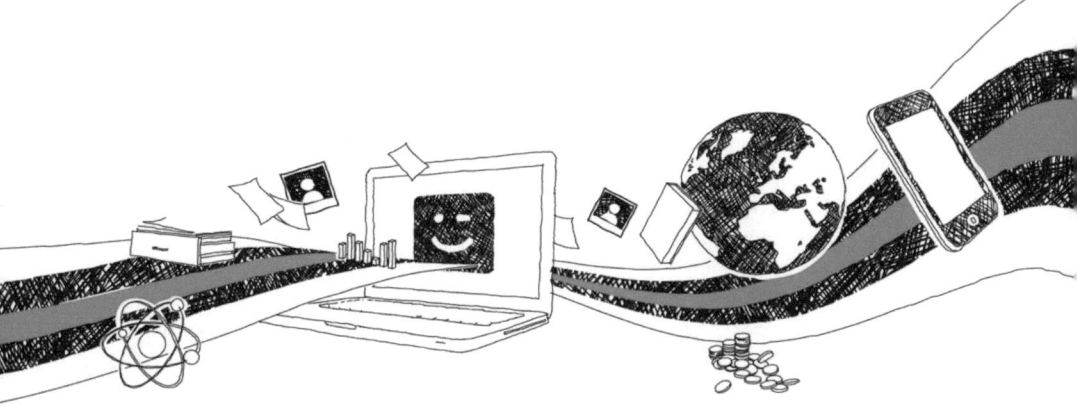
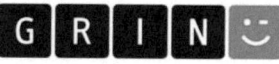

Sterbehilfe im Spannungsfall zwischen der Menschenwürde und Strafrecht

Alina Kartuz

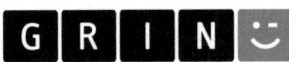

Bibliografische Information der Deutschen Nationalbibliothek:

Die Deutsche Nationalbibliothek verzeichnet diese Publikation in der Deutschen Nationalbibliografie; detaillierte bibliografische Daten sind im Internet über http://dnb.d-nb.de abrufbar.

ISBN: 9783389047491
Dieses Buch ist auch als E-Book erhältlich.

Druck und Bindung: Books on Demand GmbH, Norderstedt Germany
Gedruckt auf säurefreiem Papier aus verantwortungsvollen Quellen

Das vorliegende Werk wurde sorgfältig erarbeitet. Dennoch übernehmen Autoren und Verlag für die Richtigkeit von Angaben, Hinweisen, Links und Ratschlägen sowie eventuelle Druckfehler keine Haftung.

Das Buch bei GRIN: https://www.grin.com/document/1487803

Sterbehilfe im Spannungsfall zwischen der Menschenwürde und Strafrecht

Kartuz, Alina

Einreichungsdatum: 27.02.2023

Inhaltsverzeichnis

1 Einleitung

Ende Februar 2020 veröffentlichte das Bundesverfassungsgericht ein Urteil, das eine große Bedeutung für die Gesellschaft in Deutschland hat – es handelt sich unter anderem um die Erklärung des Verbotes der geschäftsmäßigen Förderung der Selbsttötung für verfassungswidrig. Bis zum 26. Februar 2020 war § 217 StGB gültig, der die Selbsttötung, so wie die (ärztlich) assistierte Tötung unter Strafe stellte. Ärzte und schwerkranke Patienten haben dagegen geklagt.

Doch welche Bedeutung und Auswirkung hat dies für die Bundesrepublik Deutschland?

Im Verlauf der folgenden Arbeit wird zunächst definiert, was genau sich hinter dem Begriff der Sterbehilfe verbirgt. Die ethische und die rechtliche Sichtweise werden erläutert und auf das oben genannte Urteil des Bundesverfassungsgerichtes wird näher eingegangen. Des Weiteren wird die Rechtslage bezüglich der Sterbehilfe in Deutschland mit den Nachbarländern Österreich, Schweiz und Niederlande verglichen.

Das Ziel ist es, zum Schluss der Hausarbeit die Frage beantworten zu können, ob es in Deutschland nach dem aktuellen Urteil möglich ist mit Menschenwürde und Selbstbestimmung sein Leben zu beenden oder ob die Grundwerte und Grundpflichten für Ärzte, Leben zu erhalten und nicht zu beenden, stärker wiegen.

Die Literaturrecherche für die vorliegende Arbeit fand hauptsächlich über die Datenbank „Google Scholar" statt, in dem Keywords wie „Sterbehilfe", „ärztlich assistierter Suizid", „Sterbehilfe Bundesverfassungsgericht" und „Sterbehilfe ethische Sichtweise" verwendet wurden. Im weiteren Verlauf wurde die Suche nach geeigneten Quellen auf die Datenbank PubMed verlagert. Dort wurden ähnliche Suchbegriffe genutzt. Bei der Auswahl der Quellen wurde darauf geachtet, dass diese nicht älter als fünf Jahre sind. Vorzugsweise wurde Literatur aus dem Zeitraum 2020 – 2022 ausgewählt.

2 Terminologie im Bereich der Sterbehilfe

Um den Begriff der Sterbehilfe genau definieren zu können, sollte zunächst die Terminologie im Bereich der Palliativmedizin genauer erläutert werden. Die Begrifflichkeiten können auf den ersten Blick nicht immer klar voneinander abgegrenzt werden, sind jedoch essenziell für die weitere Ausarbeitung des Themas.

2.1 Therapiezieländerung

Unter der Therapiezieländerung bzw. dem Therapieverzicht versteht man den Entschluss des terminal erkrankten Patienten in Absprache mit seinem behandelnden Arzt die lebenserhaltenden und -verlängernden Maßnahmen zu beenden. Es erfolgt die Änderung einer ausgewählten medizinischen Maßnahme, während das Leid- und Schmerzempfinden des Patienten, so weit es geht, gemindert wird (Deutsche Gesellschaft für Palliativmedizin, 2014).

2.2 Palliative Sedierung

Die Deutsche Gesellschaft für Palliativmedizin (DGPA) definiert die palliative Sedierung als ein bewusstseinsreduzierendes/ -ausschaltendes Therapiekonzept mit der Zielsetzung der Symptomlinderung durch gezielten Einsatz spezieller Medikamente und dazugehöriger medizinischer und pflegerischer Überwachung. Das Konzept der palliativen Sedierung steht oft in der Kritik, da es laut kritischen Stimmen zu einem beschleunigtem Todeseintritt führen solle. Diese Anschuldigungen wurden in der modernen Medizin widerlegt. In der heutigen Zeit ist die palliative Sedierung ein fester Bestandteil in der Palliativmedizin.

2.3 Suizid

Suizid wird definiert als Selbsttötung. Durchgeführt wird dies durch eine absichtliche, selbst ausgeführte Handlung oder eine Unterlassung einer bestimmten Handlung (Stegemann, A., 2006). Ist dieses Vorgehen freiwillig und gezielt, wird diese Tat in Deutschland nicht strafrechtlich verfolgt (DGPA, 2014).

2.4 Beihilfe zur Selbsttötung

Die DGPA definiert die Beihilfe zur Selbsttötung als Unterstützung in unterschiedlicher Art und Weise zur freiwilligen Beendigung des Lebens. Ein Beispiel dafür ist unter anderem der Transport in ein benachbartes Land zu einer Sterbehilfeorganisation (DGPA, 20914). Die Beihilfe zum Suizid war bis zum Jahre 2020 in Deutschland strafbar und erhielt mit dem neuen Urteil des Bundesverfassungsgerichtes eine Reform. Das BVG spricht der Gesellschaft im Sinne der Autonomie zu, selbstständig über das eigene Leben und den Tod zu entscheiden und dabei individuelle Faktoren zur Lebensqualität einzubeziehen. Nach der aktuellen Gesetzeslage ist es jedem Menschen erlaubt die Entscheidung zu treffen, das eigene Leben zu beenden und sich dafür Unterstützung von freiwilligen Dritten einzuholen.

2.5 Ärztlich assistierter Suizid

Die Abgrenzung zwischen dem ärztlich assistierten Suizid und der Beihilfe zur Selbsttötung ist nicht klar zu trennen. Ein wesentlicher Unterschied besteht darin, dass die Beihilfe zur Selbsttötung von jedem Menschen ausgeführt werden kann, während der ärztlich assistierte Suizid, wie die Bezeichnung bereits besagt, den Ärzten vorbehalten ist. Die Landesärztekammer Hessen definiert diese Handlung, als eine durch den approbierten Arzt unterstützte Durchführung der Selbsttötung durch das zur Verfügung stellen medizinischer Mittel (z. B. Medikamente) (Sahm, S. 2021).

2.6 Tötung auf Verlangen

Beim Tatbestand Tötung auf Verlangen (oder: aktive Sterbehilfe) findet sich der größte Unterschied zwischen Deutschland und den Nachbarländern wieder, auf den zum Schluss der Arbeit gesondert Bezug genommen wird. Definiert wird Tötung auf Verlangen, wenn eine dritte Person, auserwählt und animiert von dem Verstorbenen, den Tod zielgerichtet durch bestimmte Handlungen herbeiführt (DGPA, 2014).

3 26.02.2020 – Das Urteil des Bundesverfassungsgerichtes

Die Autonomie des Menschen nimmt in Deutschland einen sehr hohen Stellenwert ein. Der Begriff der Autonomie bezeichnet hier unterschiedliches Wahrnehmen und Ausdrücken der Eigenschaften des menschlichen Individuums. Kennzeichen sind unter anderem Unabhängigkeit, Selbstständigkeit und Selbstbestimmtheit (Gottschalk-Mazouz, N. 2019).

In der Bundesrepublik Deutschland genießt jeder Bürger die Religionsfreiheit, Pressefreiheit und die Freiheit der sexuellen Selbstbestimmung. Diese Verfassungsgrundsätze sind Kernbestand des Grundgesetzes und ermöglichen ein freies und selbstbestimmtes Leben.

Eine große Einschränkung fand sich beim Thema selbstbestimmtes Sterben wieder. Die Sterbehilfe auf Wunsch des Patienten ist verboten.

Am 26.02.2020 wurde das Urteil des Bundesverfassungsgerichtes verkündet, welcher den Paragrafen 217 des Strafgesetzbuches für verfassungswidrig erklärt.

Der erste Leitsatz des Urteils besagt, dass selbstbestimmtes Sterben zur persönlichen Autonomie gehört und somit ein Teil des Persönlichkeitsrechtes ist. Weiterhin besagt der Leitsatz, dass es im Persönlichkeitsrecht impliziert ist, sich Hilfe bei Außenstehenden Personen zu suchen, um das selbstbestimmte Sterben durchzuführen (Bundesverfassungsgericht, 2020).

Dies bedeutet, dass die Menschenwürde des Einzelnen und das Recht auf Selbstbestimmung im Bereich der letzten Lebensphase so weit akzeptiert wird, dass der Mensch autonom die Entscheidung treffen darf, sein Leben zu beenden. Die weitere Neuerung in diesem Urteil besteht darin, dass es erlaubt ist, sich Hilfe zu suchen, um das Leben zu beenden. Dies wurde vorher strafrechtlich verfolgt. Diese Hilfe kann unterschiedlich aussehen. Folgende Möglichkeiten bieten sich an: Behandlungsabbruch, Aussetzen einer Behandlung oder das Bereitstellen von Medikamenten, welche lebenserhaltende Funktionen des menschlichen Körpers minimieren oder ausschalten (Feyerabend, E., 2021).

Das Urteil selbst enthält eine Erklärung, weshalb es zur Erneuerung des Gesetzes kam. Der 5. Leitsatz erläutert, dass § 217 Abs. 1 StGB die Möglichkeit zum assistierten Suizid so weit einschränke, dass kein Entfaltungsfreiraum für die einzelnen Personen geblieben sei.

Auch wenn ärztliche Hilfe zum Suizid nicht mehr strafrechtlich verfolgt wird und somit nach eingehender Indikationsprüfung rechtlich ist, kann nach dem 6. Leitsatz des Urteils niemand verpflichtet werden, Unterstützung beim Beenden des Lebens zu leisten (Bundesverfassungsgericht, 2020).

3.1 Verbot der geschäftsmäßigen Forderung der Selbsttötung - § 217 StGB vor dem Urteil

Bevor der § 217 des StGB für verfassungswidrig erklärt wurde, war der assistierte Suizid in Deutschland strafbar. Der Leitsatz lautete, wer einer dritten Person bei der Absicht des Suizides eine Gelegenheit verschafft oder diese unterstützt, wird mit einer Geldstrafe oder einer Freiheitsstrafe bestraft (Deutsches Ärzteblatt, 2017).

Um die Wirkung des § 217 des StGB zu verdeutlichen, führt das Ärzteblatt in einem Artikel aus dem Jahre 2017 einen Beispielfall auf:

In dem Fall bittet ein Patient (dessen Krankengeschichte nicht näher ausgeführt wird) einen Arzt ihm bei dem Vorhaben des Suizids zu unterstützen. Um der Bitte entgegenzukommen, verschreibt dem Arzt ihm ein Medikament, dessen Wirkung nicht mit dem Leben vereinbar ist.

Die Handlung des Arztes ermöglichte dem Patienten die Verwirklichung der Selbsttötung. Somit war § 217 des StGB erfüllt. Mit einer solchen Tat der Suizidhilfe, hat der Arzt gegen das Berufsrecht verstoßen und machte sich strafbar (Deutsches Ärzteblatt, 2017).

Somit war es nach dem von 2015 bis 2020 herrschenden Gesetz nicht möglich, sich Unterstützung für das Beenden des eigenen Lebens zu beschaffen.

3.2 Abschaffung von § 217 StGB

Wie kam es zum Umdenken des Bundesverfassungsgerichtes und somit zur Abschaffung des § 217?

Gegen das bis zum Jahre 2020 aktuelle Gesetz, welches das Verbot der geschäftsmäßigen Forderung der Selbsttötung besagte, wurde mehrfach geklagt. Kläger waren Menschen in der letzten Lebensphase, so wie schwer erkrankte Menschen, Ärzte und Vereine für Suizidbeihilfe (Tagesschau, 2020).

Das Bundesverfassungsgericht räumte ein, dass das allgemeine Persönlichkeitsrecht das Recht auf selbstbestimmtes Sterben umfasst und die Möglichkeit gegeben sein muss, sich das Leben zu nehmen und dafür auf die Unterstützung freiwilliger Dritter zuzugreifen. „Die in Wahrnehmung dieses Rechts getroffene Entscheidung des Einzelnen, seinem Leben entsprechend seinem Verständnis von Lebensqualität und Sinnhaftigkeit der eigenen Existenz ein Ende zu setzen, ist im Ausgangspunkt als Akt autonomer Selbstbestimmung von Staat und Gesellschaft zu respektieren" (Landesärztekammer Hessen, 2020).

3.3 Einfluss des Urteils auf praktische Tätigkeiten

Neben dem Gesetzestext des neuen Urteils ist die Erläuterung wichtig, welche Punkte sich in dem Gesetz, das durch das Urteil des BVG geändert werden musste, ändern.

In der Pressemitteilung des Deutschen Bundestages vom 10.03.2022 wird der Gesetzesentwurf mit seinen genauen Rahmenbedingungen und Grenzen für den assistierten Suizid vorgestellt. Neben der Volljährigkeit und der Einsichtsfähigkeit der suizidwilligen Person, wird eine zweifache Untersuchung von einem Facharzt für Psychiatrie und Psychotherapie vorausgesetzt so wie die Absolvierung eines angepassten Beratungsgespräches. Dies dient der Klärung, ob eine Einschränkung der selbstständigen Entscheidungsfähigkeit durch eine psychische Erkrankung vorliegt. Zwischen den zwei vorgegebenen Untersuchungsterminen muss ein Mindestabstand von einem Quartal liegen. Eine Ausnahme ist, wenn ein zweiter Termin aufgrund nicht heilbarer Erkrankung und verminderter Lebenserwartung nicht zumutbar ist. Weiterhin gibt der Entwurf vor, dass zwischen der abschließenden Untersuchung und dem Suizid eine Wartefrist von mindestens zwei Wochen, maximal zwei Monate liegen muss.

Eine weitere für die praktische Tätigkeit wichtige Änderung ist der § 13 des Betäubungsmittelgesetzes. Diese Änderung besagt, dass eine Anwendung eines Betäubungsmittels mit dem Ziel der Lebensbeendigung, bei ärztlich nachgewiesener, autonomer Selbsttötungsentscheidung, als betäubungsmittelrechtlich akzeptiert und anerkannt wird (Deutscher Bundestag, 2022).

Auch mit der neuen Gesetzeslage bleibt die aktive Sterbehilfe in Deutschland verboten, lediglich der assistierte Suizid wird strafrechtlich nicht mehr verfolgt. Der behandelnde Arzt darf, wenn alle Rahmenbedingungen erfüllt sind, das Medikament bzw. die Möglichkeit zur Selbsttötung zur Verfügung stellen. Die Einnahme muss durch den Patienten selbst erfolgen.

4 Die Freiheitsrechte des einzelnen Individuums – die Menschenwürde

Die Menschenwürde ist im Artikel 1 Abs. 1 des Grundgesetzes bereits definiert: „Die Würde des Menschen ist unantastbar. Sie zu achten und zu schützen ist Verpflichtung aller staatlichen Gewalt." (Deutscher Bundestag, Grundgesetz, Art. 1, Abs. 1).

In Deutschland hat jeder Mensch das Recht freie Entscheidungen zu treffen und seine Lebensgestaltung frei und selbstständig durchzuführen. Mit dem neuen Urteil des Bundesverfassungsgerichtes bezieht sich das nun auch auf das Lebensende – denn vor dem Urteil war die freie Entscheidung hier nicht möglich, sondern wurde vom Gesetz stark eingeschränkt.

4.1 Das Recht auf Würde bis zum Tod

Bereits das Grundgesetz hat den Stellenwert der Menschenwürde des Einzelnen deutlich gemacht. Die Humanistische Union geht einen Schritt weiter und stellt eine Verbindung zum Tod dar. Laut der Humanistischen Union ist ein menschenwürdiges Lebensende dann gewährleistet, wenn es keinen Grund gibt, den Menschen gegen seinen ausdrücklichen Wunsch weiterhin durch medizinisches Eingreifen am Leben zu erhalten (Ott, S., Humanistische Union, 1997).

Bestimmt ein Mensch in seinem vollen Bewusstsein und psychisch stabiler und zu Entscheidungen fähiger Verfassung ab welchem Punkt seine Situation nicht mehr mit einem menschenwürdigen Leben vereinbar ist und benötigt er dafür Unterstützung, darf ihm diese nicht verwehrt werden. Eine weitere Durchführung von medikamentöser Behandlung, Zuführen von Nahrung und Flüssigkeit und das Aufrechterhalten der Vitalfunktionen durch andere Möglichkeiten der modernen Medizin, verstößt damit gegen das Grundgesetz und untergräbt die Menschenwürde und das Recht des Einzelnen auf die selbstständige Entscheidung bezüglich des Todes.

4.2 Aktive Sterbehilfe aus ethischer Sicht

Um die ethische Sichtweise auf aktive Sterbehilfe darzustellen, muss zunächst der Begriff der aktiven Sterbehilfe nach ethischen Leitlinien definiert werden. Die Stiftung Liebenau definiert dies als eine gezielte Tat von medizinischem oder pflegerischem Personal auf die ausdrückliche Bitte des Patienten. Die Form der Wunschäußerung spielt hierbei keine Rolle: entweder ist der Betroffene noch bei Kräften und Bewusstsein und äußert sie selbstständig, oder sie wurde in einer Patientenverfügung festgehalten. Tötung auf Verlangen wird hier als Synonym verwendet (Ethikkomitee der Stiftung Liebenau, 2016).

In der ethischen Diskussion bezüglich der aktiven Sterbehilfe finden sich drei Hauptaspekte, die gegen diese sprechen: das erste Argument ist die innere Moral der Medizin. Das Töten des Patienten oder die Beihilfe zum Suizid widerspricht dieser. Im zweiten Argument wird auf die Unantastbarkeit des menschlichen Lebens verwiesen. Hier findet sich der Verweis auf die christliche Moral. Als letztes Argument werden die Risiken aufgeführt, die damit in Verbindung gebracht werden, die Sterbehilfe zu legalisieren (Wittwer, H., 2020).

Aus der kurzen Zusammenfassung der Hauptaussagen lässt sich erschließen, dass die aktive Sterbehilfe als negativ bewertet wird und aus ethischer Sichtweise in Deutschland nicht ein- oder durchgeführt werden sollte.

4.3 Medizinisch assistierter Suizid aus ethischer Sicht

Bei dem medizinisch assistierten Suizid oder der Beihilfe zum Suizid führt der Patient den Akt der Lebensbeendung selbstständig durch, erhält dabei jedoch Unterstützung von medizinischem Personal. Die Unterstützung beinhaltet in der Regel das Beschaffen von notwendigen Medikamenten (Ethikkomitee der Stiftung Liebenau, 2016).

Die Mitglieder das Nationalen Ethikrates sprechen sich dafür aus, dass der medizinisch assistierte Suizid straflos bleiben sollte. Weiterhin wird in der Stellungnahme erklärt, weshalb Ärzte während der Behandlung in die Situation kommen können, einen schwerkranken leidenden Patienten beim Suizid Vorhaben zu unterstützen: „Sie können somit den Zugang zu tödlichen Medikamenten verschaffen und eine Art der Selbsttötung ermöglichen, die manchen Suizidenten als die bestmögliche erscheint und die für Schwerkranke oft die einzig praktikable ist." (Nationaler Ethikrat, 2006).

Während sich der Ethikrat bei der aktiven Sterbehilfe klar dagegen ausdrückt und auf die Unantastbarkeit des Lebens und christliche Aspekte verweist, fällt die Stellungnahme zum medizinisch assistierten Suizid weitaus weniger abweisend aus. Der Nationale Ethikrat bestätigt selbst, dass jede Person an einem Punkt im Leben kommen kann, an dem aus medizinischer Sicht lebenserhaltende Maßnahmen keine Hilfe, sondern weitere Qualen bedeuten. An diesem Punkt ist die ärztliche Unterstützung beim Beenden des Lebens im Sinne der Menschenwürde und der Autonomie des Einzelnen.

5 Aktive Sterbehilfe und medizinisch assistierter Suizid – Deutschland im Vergleich zu den Nachbarstaaten

Nachdem das Thema der Beihilfe zum Suizid und der Sterbehilfe in den letzten Jahren in den Medien und der Medizin stark diskutiert wurde, ist ein Vergleich interessant, wie die Rechtslage diesbezüglich in den Nachbarländern Deutschlands aussieht.

Die Rechtslage in Österreich unterscheidet sich nicht wesentlich von dem Gesetz in Deutschland. Auch in Österreich wurde das Verbot der Hilfeleistung zum Selbstmord (§ 78 StGB) am 11.12.2020 als verfassungswidrig aufgehoben und der assistierte Suizid ist mit der Wirkung vom 01.01.2022 erlaubt. Die Frage welcher Personengruppe der assistierte Suizid straffrei zur Verfügung stehen wird, ist noch nicht endgültig geklärt (lebensende.at, 2022)

Weiterhin wurde beschlossen, dass die Palliativ- und Hospizversorgung ausgebaut werden soll. Denn mit einer guten und stabilen Versorgung am Lebensende soll der Wunsch nach frühzeitiger Beendung des Lebens reduziert werden (Republik Österreich Parlament, 2021).

Auch in Österreich sind die Rahmenbedingungen für den assistierten Suizid klar definiert: die zu sterbende Person muss an einer unheilbaren oder schweren und dauerhaften Krankheit leiden. Es muss bestätigt werden, dass der Leidenszustand für die Person nicht mehr mit dem Leben zu vereinbaren ist. Der Person muss Bedenkzeit eingeräumt werden. In Anwesenheit eines Notars muss eine Sterbeverfügung aufgesetzt werden. Die sterbewillige Person muss österreichische Staatsangehörige sein oder einen gewöhnlichen Aufenthalt in Österreich bestätigen können (Republik Österreich Parlament, 2021).

In der Schweiz sieht die Gesetzeslage wie folgt aus: die aktive Sterbehilfe oder Tötung auf Verlangen ist nach Artikel 111 (vorsätzliche Tötung), Artikel 114 (Tötung auf Verlangen) oder Artikel 113 (Totschlag) StGB strafbar.

Die indirekte aktive Sterbehilfe ist im Strafgesetzbuch nicht vollständig geregelt, gilt jedoch als erlaubt. Darunter versteht man den Einsatz von analgetischen Medikamenten, die als eine der Nebenwirkungen die Lebensdauer verkürzen können.

Auch die passive Sterbehilfe ist im Strafgesetzbuch nicht vollständig geregelt, gilt jedoch als zulässig. Definiert wird diese als das Beenden von lebenserhaltenden Maßnahmen.

Die Beihilfe zum Selbstmord oder Suizidhilfe wird genau so definiert wie in Deutschland. Solange dies nicht aus selbstsüchtigen Motiven geschieht, ist dies nicht strafbar. Bekannte Organisationen (z.B. EXIT) bieten diese Dienstleistung im Rahmen des Gesetzes an. Hier erhält der Patient und seine Angehörigen die nötigen Beratungen und Unterstützung sowie die notwendige Unterstützung beim Durchführen des Suizides (Schweizerische Eidgenossenschaft, 2022).

Auch in der Schweiz gibt es klare Regelungen für die Durchführung der Suizidhilfe oder der Freitodbegleitung. Diese sind jedoch nicht so stark ausgeprägt wie in Deutschland oder Österreich. Die sterbewillige Person muss urteilsfähig sein und die Entscheidung wohlerwogen haben. Der Sterbewunsch muss konstant gegeben und autonom getroffen sein. Der Suizid muss selbstständig durchgeführt werden (EXIT, 2022).

In den Niederlanden wurde bereits 2001 das Gesetz verabschiedet, welches die ärztliche Sterbehilfe erlaubt. Das Euthanasiekommissie erfasst alle Sterbefälle und prüft die Sorgfaltskriterien.

Unter Sorgfaltskriterien fallen, ähnlich wie in den anderen Ländern, die freiwillige Entscheidung des Patienten, die Schwere der Krankheit und der Leidensdruck. Weiterhin ist die ausführliche Aufklärung des Patienten unerlässlich sowie eine Untersuchung durch einen unabhängigen, weiteren Arzt, der den Zustand bestätigt. Ist ein Patient zwölf bis 17 Jahre alt, wird jedoch vom Arzt als mündig und zu einer vernünftigen Beurteilung der Situation fähig angesehen, muss ein Elternteil bzw. Vormund einverstanden sein. Dann wird der Bitte entsprochen (Deutsche Gesellschaft für Palliativmedizin, 2020).

6 Diskussion

6.1 Differenz zwischen dem rechtskräftigen assistierten Suizid und dem ethischen Leitbild

Nach dem Urteil vom 26.02.2022 ist aktive Sterbehilfe in Deutschland weiterhin verboten und wird strafrechtlich verfolgt, während der ärztlich assistierte Suizid erlaubt ist. Der wesentliche Unterschied ist, dass bei der Beihilfe zum Suizid das medizinische Personal alle notwendigen Utensilien zur Verfügung stellt. Den Akt des Suizides muss der Patient selbstständig durchführen.

Das Leitbild der Menschenwürde stellt vor allem die Autonomie des Einzelnen in den Vordergrund. Jeder Mensch hat das Recht, selbstständige Entscheidungen bezüglich seines eigenen Lebens zu treffen. Dies impliziert auch das Lebensende. Denn der Tod ist ein wesentlicher Bestandteil des menschlichen Lebens, der viele Gedanken und Ängste mit sich bringt. Somit entspricht das Urteil des BVerfG, denn der noch urteilsfähige Patient kann sich selbstständig mit dieser Thematik beschäftigen und eine Entscheidung treffen.

Kritikpunkte oder Bedenken, die jedoch aufgeführt werden, lauten wie folgt: durch die Einführung des ärztlich assistierten Suizides wird in Deutschland die Hemmschwelle zum Selbstmord überwunden und die Anzahl der Suizidversuche in Deutschland steigt. Dies ist eine logische Folge, da die assistierten Suizide vorher strafbar waren und es seit dem neuen Gesetz nicht mehr sind. Die zu erwartenden ansteigenden Zahlen der Suizide zeigt die Notwendigkeit einer ausführlichen und breit umfassenden Aufklärung der Gesellschaft zu diesem Thema. Der Tod, Sterbehilfe und Selbstmord sind Themen, über die in der heutigen Zeit offener gesprochen wird als vor einigen Jahren. Trotzdem gibt es noch immer eine gewisse Hemmschwelle, die es in der Gesellschaft zu überwinden gibt.

Im Sinne der Lebensqualität in der letzten Lebensphase vor dem Tod spielen nicht nur der Suizid und die Sterbehilfe eine große Rolle, sondern auch die Palliative Versorgung und die Schmerzmedizin. Wenn ein Patient sich mit der Bitte um Sterbehilfe an einen Arzt oder eine medizinische Institution wendet, ist dies ein Ausdruck von mangelnder Lebensqualität. Durch Schmerztherapie und eine umfassende palliative Versorgung kann in dem Bereich Linderung oder teilweise Symptomfreiheit verschafft werden, so dass die Lebensqualität sichergestellt wurde und die Autonomie des Menschen respektiert.

Aus philosophischer Betrachtung und im christlichen Weltbild ist der individuelle Wunsch des Sterbewilligen das zentrale Betrachtungselement. In der Philosophie ist die Selbstbestimmung am Ende des Lebens dem einzelnen Menschen zugesprochen. Diese impliziert jedoch keine Hilfe durch Außenstehende. Die christliche Anschauung besagt, dass eine würdevolle Art und Weise des Sterbens gewährt werden muss. Der Zeitpunkt des Todes soll nicht selbst gewählt werden.

Trotz strenger und klar vorgegebener Rahmenbedingungen für die Durchführung des ärztlich assistierten Suizides, ist eine gemeinsame klare Linie zu erkennen: die Medizin, die Rechtsprechung, die Ethik, Philosophie und Religionswissenschaft setzen einen zentralen Schwerpunkt: der Sterbende ist respektvoll zu begleiten und seine Wünsche und vorhandene Autonomie müssen respektiert werden (Hein, K. A.-C., 2022).

6.2 Ist in Deutschland nach dem aktuellen Gesetz die Möglichkeit gegeben in Würde zu sterben?

Das Bundesverfassungsgericht hat mit dem Urteil vom 26.02.2020 die rechtlichen Voraussetzungen gegeben, um die Autonomie und die Menschenwürde am Ende des Lebens zu wahren und zu respektieren. Der Gesetzgeber hat ein entsprechendes Schutzkonzept gestaltet, welches eindeutig ist. Im praktischen Tätigkeitsfeld setzt sich die Medizin mit der Legalisierung des ärztlich assistierten Suizides auseinander und bettet sie in den entsprechenden Bereichen ein. Es wird jedoch kein Arzt dazu verpflichtet, diese gegen seinen Willen durchzuführen. Der Bereich der Philosophie und die christliche Religionswissenschaft geben den Einzelnen persönliche Rahmenbedingungen vor, wie sie mit der Autonomie am Lebensende umgehen dürfen (Hein, K. A.-C., 2022).

Auch wenn es erhebliche Einschränkungen und strenge Rahmenbedingungen gibt, denke ich, dass in diesem Fall das Vereinen des ethischen Standpunktes mit der Gesetzgebung gelungen ist. Trotz vieler Hürden, unterschiedlicher Beratungs- und Untersuchungsgespräche, ist der Mensch nach der aktuellen Gesetzeslage in Deutschland im Stande die Entscheidung zu treffen seine Therapie zu beenden und in der letzten, kurz vor dem Tod eintretenden

Lebensphase, den Wunsch zu äußern, sein Leben zu beenden. Dies entspricht der Definition von Autonomie und der unantastbaren Würde des Menschen.

7 Fazit und Ausblick

Im Laufe der Arbeit wurde die Änderung der Rechtslage in Deutschland zum Thema Beihilfe zum Suizid erläutert. Weiterhin wurde die ethische Sichtweise auf diese Thematik beschrieben und ein kurzer Einblick in die philosophische und christliche Anschauung sichergestellt. Die zentrale Fragestellung war die Sicherstellung der Menschenwürde des Individuums in Bezug auf das Urteil des Bundesverfassungsgerichtes vom 26.02.2020.

Nach dem Zusammenstellen der Argumentationen aus den Bereichen der Medizin, der Rechtsprechung, der ethischen und philosophischen Sichtweise, so wie der christlichen Anschauung und dem Einbezug meiner persönlichen Meinung, komme ich zu der Auffassung, dass es mit dem neuen Urteil des BVG in Deutschland gelingt, die Menschenwürde, die eine zentrale Rolle im Grundgesetz spielt, so weit zu respektieren und zu erfüllen, dass ein selbstbestimmtes Lebensende möglich ist. Menschen mit einem festen Wohnsitz in Deutschland sind in der terminalen Lebensphase, in der das Leid den Lebenswillen und die Lebensqualität überschattet, nicht mehr gezwungen, in ein Nachbarland zu fahren, um dort dem Leben selbstbestimmt ein Ende zu setzen. Die Rechtsprechung sieht viele konkrete Kriterien vor, die für einen schwer kranken Menschen ermüdend und unter Umständen nicht zu bewältigbar sein können. Doch diese sind im Rahmen der Suizidprävention und einem vorbeugenden Missbrauch der Legalisierung von großer Bedeutung.

Wie sieht die Zukunft für § 217 des StGB aus? In einer öffentlichen Anhörung im November 2022 hat sich die Gesetzgebung mit einer erneuten Änderung des Gesetzesentwurfs befasst. Drei Gesetzesentwürfe wurden im Bundestag diskutiert.

Der erste Entwurf befasste sich mit der „Strafbarkeit der geschäftsmäßigen Hilfe zur Selbsttötung und zur Sicherstellung der Freiverantwortlichkeit der Entscheidung zur Selbsttötung". Der zweite Entwurf erfordert den „Schutz des Rechts auf selbstbestimmtes Sterben". Der dritte beschäftigt sich mit der „Regelung der Suizidhilfe". Weiterhin gab es einen fraktionsübergreifenden Gruppenantrag zum Thema „Suizidprävention stärken und selbstbestimmtes Leben ermöglichen" (Deutscher Bundestag, 2022).

Weiterhin wird der § 217 a StGB neu eingeführt. Dieser soll die „Werbung für die Hilfe zur Selbsttötung" strafbar machen (Zimmermann, J., 2022).

Wie die Zukunft von § 217 aussieht, bleibt zurzeit noch ungewiss. Es bleibt jedoch zu hoffen, dass die Autonomie des Einzelnen und das Recht auf selbstbestimmtes Sterben weiterhin einen hohen Stellenwert in der Gesetzgebung beibehalten.

8 Literaturverzeichnis

Bundesverfassungsgericht, Leitsätze zum Urteil des zweiten Senats vom 26. Februar 2020
www.bundesverfassungsgericht.de/SharedDocs/Downloads/DE/2020/02/rs2020026_
2bvr234715.pdf?_blob=publicationFile&v=4 (letzter Zugriff: 25.11.2022, 17:00 Uhr)

Bundesverfassungsgericht, Pressemitteilung: Verbot der geschäftsmäßigen Förderung der
Selbsttötung verfassungswidrig, 2020
www.bundesverfassungsgericht.de/SharedDocs/Pressemitteilungen/DE/2020bvg20-
012.html (letzter Zugriff: 25.11.2022, 17:00 Uhr)

Bundesverfassungsgericht, veröffentlicht in: Tagesschau, 2020
www.tagesschau.de/inland/sterbehilfe-urteil-103.html (letzter Zugriff: 25.11.2022,
17:00 Uhr)

Deutsche Gesellschaft für Palliativmedizin – Ärztlich assistierter Suizid, Reflexionen der
Deutschen Gesellschaft für Palliativmedizin, 2014
www.dgpalliativmedizin.de/dgp-aktuell-2014/aerztlich-assistierter-suizid-reflexionen-
der-deutschen-gesellschaft-fuer-palliativmedizin.html (letzter Zugriff: 25.11.2022,
17:00 Uhr)

Deutsche Gesellschaft für Palliativmedizin, 2002
www.dgpalliativmedizin.de/images/stories/pdf/euthanasie.pdf
(letzter Zugriff: 25.11.2022, 17:00 Uhr)

Deutscher Bundestag, Dokumente, Initiativen zur Reform der Sterbehilfe in erster Lesung
https://www.bundestag.de/dokumente/textarchiv/2022/kw25-de-suizidhilfe-897826
(letzter Zugriff: 09.12.2022, 12:00 Uhr)

Deutscher Bundestag, Pressemitteilung, Gesetzesentwurf zur geschäftsmäßigen Suizidhilfe
vorgelegt, 2022
www.bundestag/presse/hib/kurzmeldungen-883512 (letzter Zugriff: 25.11.2022, 17:00
Uhr)

Deutsches Ärzteblatt, Herausgeber: Bundesärztekammer, 2017
www.aerzteblatt.de/archiv/186360/Verbot-der-geschaeftsmaessigen-Foerdrung-der-
Selbsttoetung-(-217-StGB)-Hinweise-und-Erlaeuterungen-fuer-die-aerztliche-Praxis
(letzter Zugriff: 25.11.2022, 17:00 Uhr)

Exit, 2022
www.exit.ch/impressum/ (letzter Zugriff: 25.11.2022, 17:00 Uhr)

Feyerabend, E., Autonomie am Lebensende – ein (uneinlösbares) Versprechen?, veröffentlicht in: BARMER Institut für Gesundheitsforschung: Gesundheitswesen aktuell 2021 www.bifg.de/media/dl/Gesundheitswesen%20aktuell/2021/GWA%202021%20Feyera bend.pdf (letzter Zugriff: 25.11.2022, 17:00 Uhr)

Gottschalk-Mazouz, N., Autonomie, 2019 www.phil.uni-bayreuth.de/en/people/gottschalk-mazouz/files/Auto-Hand.pdf (letzter Zugriff: 25.11.2022, 17:00 Uhr)

Hein, K. A.-C., Selbstbestimmtes Sterben – Autonomie und Menschenwürde am Lebensende, 2022 www.econstar.eu/bitstream/10419/253617/1/1799756181.pdf (letzter Zugriff: 25.11.2022, 17:00 Uhr)

Landesärztekammer Hessen, Hessisches Ärzteblatt April 2020, Kommentar: Das Urteil des Bundesverfassungsgerichtes zum § 217 StGB erschüttert das humanistische Menschenbild https://laekh.de/heftarchiv/ausgabe/artikel/2020/april-2020/kommentar-das-urteil-des-bundesverfassungsgerichtes-zum-217-stgb-erschuettert-das-humanistische-menschenbild (letzter Zugriff: 05.02.2023, 12:00 Uhr)

Lebensende, 2022 www.lebensende.at/rechtslage.html (letzter Zugriff: 25.11.2022, 17:00 Uhr)

Nationaler Ethikrat, Selbstbestimmung und Fürsorge am Lebensende Stellungnahme, Berlin, 2006 www.ethikrat.org/fileadmin/Publikationen/Stellungnahmen/Archiv/Stellungnahmen_Se lbstbestimmung_und_Fuersorge_am_Lebensende.pdf (letzter Zugriff: 25.11.2022, 17:00 Uhr)

Ott, S., Humanistische Union: Der Tod und der Schutz des Lebens und der Menschenwürde, 1997 www.humanistische-union.de/publikationen/vorgaenge/138/publikation/der-tod-und-der-schutz-des-lebens-und-der-menschenwuerde/ (letzter Zugriff: 25.11.2022, 17:00 Uhr)

Republik Österreich, das Parlament, 2021 www.parlament.gv.at/PAKT/PR/JAHR_2021/PK1419/ (letzter Zugriff: 25.11.2022, 17:00 Uhr)

Sahm, S., Landesärztekammer Hessen, Hessisches Ärzteblatt Ausgabe 2/2021 https://doi.org/10.1007/s00761-020-00750-5 (letzter Zugriff: 25.11.2022, 17:00 Uhr)

Schweizerische Eidgenossenschaft, Bundesamt für Justiz BJ, 2022
www.bj.admin.ch/bj/de/home/gesellschaft/gesetzgebung/archiv/sterbehilfe/formen.ht
ml (letzter Zugriff: 25.11.2022, 17:00 Uhr)

Stegemann, A., Erstveröffentlichung: Lexikon des freien Denkens, Angelika Lenz Verlag, 2006
www.juraforum.de/lexikon/suizid (letzter Zugriff: 25.11.2022, 17:00 Uhr)

Stiftung Liebenau, Beihilfe zum Suizid in ethischer Bewertung, 2016
www.stiftung-liebenau.de/fileadmin/benutzerdaten/stiftung-
liebenau/pdf/ethik/broschuere_Beihilfe_zum_Suizid_2016.pdf (letzter Zugriff:
25.11.2022, 17:00 Uhr)

Wittwer, H., Sterbehilfe und ärztliche Beihilfe zum Suizid, Verlag Karl Alber, 2020

Zimmermann, J., Diskussion im Rechtsausschuss: Neuregelung des assistierten Suizids
https://www.lto.de/recht/hintergruende/h/suizidhilfe-217-stgb-bverfg-diskussion-
rechtsausschuss-castellucci/ (letzter Zugriff: 09.12.2022, 12:00 Uhr)

BEI GRIN MACHT SICH IHR WISSEN BEZAHLT

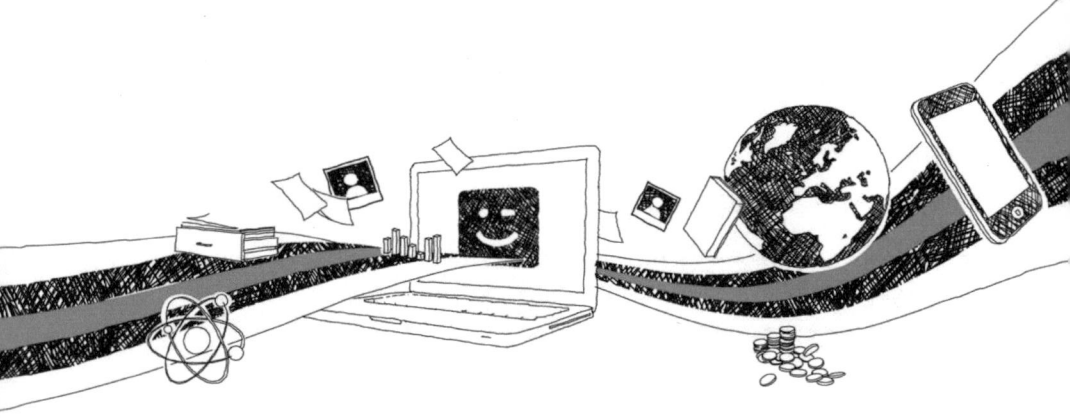

- Wir veröffentlichen Ihre Hausarbeit,
  Bachelor- und Masterarbeit

- Ihr eigenes eBook und Buch -
  weltweit in allen wichtigen Shops

- Verdienen Sie an jedem Verkauf

Jetzt bei www.GRIN.com hochladen und kostenlos publizieren

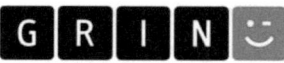